AF370053

DE QUELQUES INDICATIONS

DES

EAUX DE BALARUC

DANS LE TRAITEMENT

DE L'ATAXIE LOCOMOTRICE

PAR

A. BROUSSE

INTERNE DES HOPITAUX
MEMBRE DE LA SOCIÉTÉ DE MÉDECINE ET DE CHIRURGIE PRATIQUES
DE LA SOCIÉTÉ MÉDICALE D'ÉMULATION.

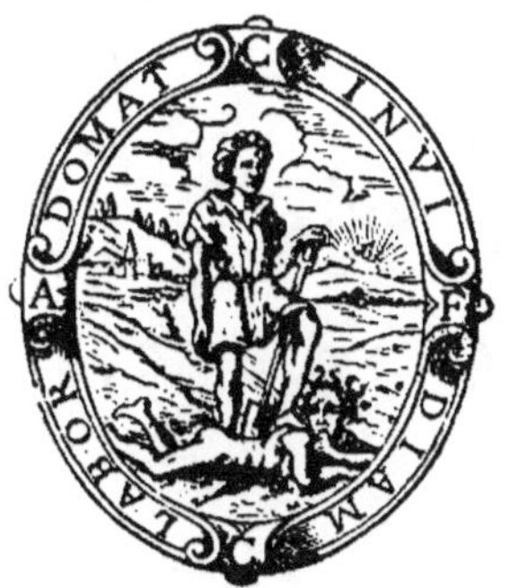

MONTPELLIER

CAMILLE COULET, LIBRAIRE-ÉDITEUR
LIBRAIRE DE LA BIBLIOTHÈQUE UNIVERSITAIRE, DE L'ÉCOLE D'AGRICULTURE ET DE
L'ACADÉMIE DES SCIENCES ET LETTRES,
GRAND'RUE, 5.

PARIS

A. DELAHAYE & E. LECROSNIER, LIBRAIRES-ÉDITEURS
Place de l'École-de-Médecine.
1882.

DES EAUX DE BALARUC

DANS LE TRAITEMENT DE L'ATAXIE LOCOMOTRICE

Communication faite à la Société de Médecine et de Chirurgie pratiques
dans la séance du 20 décembre 1881.

L'ataxie locomotrice est devenue dans ces dernières années, une maladie des plus communes, soit qu'elle soit mieux étudiée aujourd'hui, soit qu'elle soit réellement plus fréquente qu'autrefois ; et, bien qu'il faille revenir de la sentence si sombre de Romberg, elle n'en présente pas moins un pronostic sérieux et par les douleurs cruelles dont elle s'accompagne et par l'impotence fonctionnelle à laquelle elle réduit des sujets le plus souvent jeunes encore.

Mais avons-nous au moins une thérapeutique efficace à lui opposer ? Si nous parcourons les divers ouvrages qui se sont occupés de cette question, nous voyons vantés les remèdes les plus divers, richesse apparente indiquant une pauvreté réelle : le nitrate d'argent, le phosphore, l'hydrothérapie, l'électricité, les révulsifs, etc., etc., ont été tour à tour considérés comme des spécifiques de l'ataxie, puis rejetés comme inutiles ou même dangereux.

Enfin on a recommandé un certain nombre d'eaux minérales, et quelques-unes, en effet, paraissent avoir une réelle efficacité dans le traitement de cette maladie.

Le département de l'Hérault a la bonne fortune de posséder deux stations thermales qui se disputent les malades atteints d'ataxie locomotrice : Balaruc et Lamalou. La première, dont les eaux chlorurées sodiques fortes ont une renommée si légitime dans le traitement des paralysies d'origine centrale, recevait autrefois tous les malades atteints d'ataxie, qu'on confondait alors avec de véritables paraplégiques. Mais depuis, Duchenne de Boulogne a démêlé l'ataxie du groupe confus des paraplégies, et aujourd'hui la plupart des ataxiques vont à Lamalou, dont les eaux alcalines ferrugineuses et arsenicales (Privat) sont moins excitantes que les précédentes.

Le discrédit dans lequel est tombé Balaruc pour le traitement de l'ataxie est-il parfaitement justifié? Nous ne le croyons pas.

Déjà, en 1867, un thérapeute éminent, M le professeur Fonssagrives, dans une revue de thérapeutique parue dans la *Gazette hebdomadaire*[1], préconisait l'eau de Balaruc dans le traitement de l'ataxie et citait à l'appui trois cas dans lesquels deux saisons à cette station thermale avaient produit une amélioration des plus notables.

En 1878, dans son savant *Traité de Thérapeutique appliquée*, le même auteur revient sur cette question et cite trois nouveaux faits dans lesquels les eaux de Balaruc avaient procuré une guérison presque complète. Comme mode d'emploi de ces eaux, il recommande surtout l'usage en boisson, qu'il fait continuer à domicile dans l'intervalle des saisons thermales ; quant à leur action bienfaisante, il l'attribue au chlorure de sodium, qui, ayant une action des plus actives sur la nutrition, mettrait le tissu de la moelle dans des conditions défavorables à la production de la dégénérescence scléreuse.

Enfin M. le Dr Planche, inspecteur actuel de Balaruc (que nous sommes heureux de remercier ici des précieux renseignements qu'il a bien voulu nous donner sur ces thermes), dans une publication récente[3], vante l'efficacité de ces eaux dans le traitement de l'ataxie, et rapporte à l'appui

[1] *Gazette hebdomadaire de Médecine et de Chirurgie*, 2e série, tom. IV, pag. 628.

[2] Tom. I, pag. 258.

[3] Balaruc-les-Bains au point de vue de ses indications thérapeutiques, 2e édition, 1881.

une observation très intéressante (Observation xiv), dans laquelle une seule saison à Balaruc produisit une amélioration notable.

Ayant eu l'occasion d'observer dans les hôpitaux un certain nombre d'ataxiques envoyés en traitement à Balaruc (on sait que les hospices de Montpellier y possèdent une succursale), et ayant pu constater, chez les uns une amélioration considérable, chez d'autres un effet nul ou même une aggravation , nous avons pensé qu'il y aurait quelque intérêt à rapprocher ces cas et à tâcher de retirer de leur comparaison quelques notions sur les indications thérapeutiques de Balaruc dans l'ataxie locomotrice.

Nous commencerons par rapporter deux cas dans lesquels les eaux de Balaruc ont eu une action favorable.

PREMIÈRE OBSERVATION.

Antécédents névropathiques. — Syphilis. — Congestions céphaliques.— Troubles oculaires.— Incoordination motrice des quatre membres.— Absence de douleurs fulgurantes. — Amélioration par les eaux de Balaruc.

Xavier F..., 53 ans, ancien serrurier, et pensionnaire de l'Hospice-Général pendant plusieurs années (1876-80), est un homme d'un tempérament sanguin et d'une complexion forte.

Interrogé sur ses antécédents, tant héréditaires que personnels, voici les renseignements qu'il nous donne :

Son père, très sujet aux vertiges et aux congestions cérébrales, est mort de pneumonie à 84 ans.

Sa mère, aussi très nerveuse, a succombé à 72 ans, aux suites d'une bronchite chronique avec emphysème.

Il a encore plusieurs frères ou sœurs qui jouissent d'une bonne santé.

Quant à lui, son histoire pathologique est des plus variées : A 10 ans, il est atteint d'un abcès de la hanche gauche, qui fait craindre un moment l'existence d'une coxalgie. A 15 ans, en se baignant au Lez en plein hiver, il contracte des fièvres intermittentes qui se sont reproduites depuis à plusieurs reprises. A 18 ans, se trouvant à Paris, il a la fièvre typhoïde.

Mais, depuis l'âge de 14 ans, il se livre à des excès vénériens. A 19 ans, il contracte un premier chancre qui nécessite son entrée à l'hôpital du Midi, où Ricord porte le diagnostic de chancre induré et institue un traitement par la liqueur de Van Swieten ; mais il quitte l'hôpital au bout de quelques jours pour reprendre sa vie habituelle : le chancre disparaît de lui-même trois mois après ; il ne se développe consécutivement aucun accident secondaire. A 27 ans, apparition sur la couronne du gland de huit nouveaux chancres qui suppurent beaucoup et guérissent au bout de trois mois. L'année suivante, encore deux nouveaux chancres de même nature que les précédents. Six mois après, il contracte un nouveau chancre qui ne tarde pas à s'indurer à la base ; il suit alors un traitement par les pilules de Sédillot.

C'est à partir de ce dernier accident local que la syphilis se révèle ; quelques mois après, apparaissent des plaques rouges sous les aisselles, des ulcérations rebelles dans la bouche, des douleurs vives à la racine des membres, qui le déterminent à consulter Follin.

Celui-ci conseille les eaux de Bagnères de Luchon qui restent sans effet, et la liqueur de Van Swieten qui n'est pas prise. La maladie fait des progrès : une éruption pustulo-crustacée apparaît au cuir chevelu et s'accompagne d'une céphalalgie très pénible.

Il se trouvait dans cet état, lorsque le 22 novembre 1859, en sortant du café, il éprouve un vertige et sent les jambes se dérober sous lui : il serait tombé si on ne l'avait soutenu. Il entre chez lui, se purge le lendemain, et tout rentre dans l'ordre. Deux mois après, il a à deux reprises des vertiges semblables qui passent de même.

Le 29 février 1860, en rentrant le soir, il s'aperçoit qu'il a de la photophobie : il se couche ; le lendemain il se réveille aveugle, les yeux très fortement injectés. On lui fait appliquer des sangsues à l'anus, des révulsifs de toutes sortes, qui restent sans résultat. Au bout de deux mois, la vue revient : il s'aperçoit alors que son intelligence est affaiblie, qu'il ne sent pas ses jambes, que les mouvements de ses bras ne sont pas coordonnés.

A partir de cette époque, les symptômes céphaliques jouent pendant dix ans un rôle prédominant (céphalalgie gravative, diplopie et ptosis, d'abord d'un œil, puis des deux yeux).

On lui applique des vésicatoires, des cautères volants le long de la colonne vertébrale, ce qui n'amène pas d'amélioration bien sensible.

Une saison à Lamalou le Centre supprime le ptosis, mais la suivante aggrave son état.

En 1868, il entre à l'hôpital Saint-Éloi, où **M.** Fuster porte le diagnostic d'ataxie locomotrice et le traite pendant un an par les méthodes hydrothérapiques, et cela sans résultat appréciable.

En 1870, un matin, à son réveil il est tout étonné de ne plus sentir ses membres, particulièrement ses jambes. Croyant avoir affaire à de l'engourdissement produit par le sommeil, il se lève à grand'peine et sort pour se promener ; mais il fait plusieurs chutes dans sa promenade et est obligé de rentrer chez lui.

A partir de ce moment, la marche devient à peu près impossible, l'incoordination motrice est à son maximum dans les membres inférieurs, mais elle s'est aussi étendue aux supérieurs. Les troubles céphaliques ont disparu ; l'intelligence et la vue sont redevenues parfaitement nettes.

En 1874, première saison à *Balaruc*, qui procure une amélioration notable. Aussi, depuis lors, chaque année a-t-il répété la cure thermale, et dans l'intervalle il prend de l'eau de Balaruc en boisson pour remédier à une constipation des plus opiniâtres.

Sous l'influence de ce traitement, l'incoordination motrice des membres supérieurs a à peu près complètement disparu, celle même des membres inférieurs s'est améliorée.

ÉTAT ACTUEL : *Motilité*. — Le malade, qui était resté quelque temps sans pouvoir marcher, peut aujourd'hui le faire, soit avec l'aide de quelqu'un, soit en s'appuyant sur deux cannes : il projette follement les jambes en avant et en dehors, et les laisse ensuite retomber en frappant lourdement le sol du talon. Puis, si on vient à lui fermer les yeux, il perd aussitôt l'équilibre et tomberait infailliblement si on ne le soutenait ; et pourtant, la force musculaire est bien conservée : il peut porter l'infirmier sur ses épaules.

Les mains sont inhabiles à prendre et à manier les petits objets (épingles par exemple) ; elles donnent au dynamomètre : 38 à droite, 15 à gauche.

Les membres sont agités de temps en temps, et particulièrement la nuit, de soubresauts.

Le réflexe du genou, autrefois exagéré, est aujourd'hui complètement aboli.

Sensibilité. — Elle paraît conservée à tous les modes, excepté à la région plantaire, où la sensation du sol n'est pas perçue, et le malade croit marcher sur du duvet.

Il n'existe pas de douleurs fulgurantes.

Du côté des organes des sens, rien à noter ; les troubles de la vue, qui avaient apparu antérieurement, ont totalement disparu.

Le sens génésique, qui était aboli, paraît renaître grâce à l'amélioration produite par les bains de Balaruc.

Il existe une constipation opiniâtre qui s'accompagne quelquefois de troubles digestifs, de pyrosis, et qui, lorsqu'elle se prolonge, provoque des phénomènes congestifs du côté de la tête. C'est là le symptôme sur lequel le malade attire le plus l'attention, et qui est traité par l'eau de Balaruc ou celle d'Uniadijanos, par le bicarbonate de soude, le charbon végétal, etc.

Avec cette constipation, qui indique une parésie des fibres musculaires du rectum, coïncide un défaut de tonicité du sphincter anal : ainsi, dès qu'il sent le besoin d'aller à la garde-robe, il doit y céder aussitôt, sous peine de faire sous lui.

Depuis que le malade a quitté l'hôpital, en juillet 1880, l'amélioration antérieurement produite par Balaruc a persisté. En outre, la constipation opiniâtre qui tourmentait le plus le malade a cédé, au moins partiellement, à l'usage d'une alimentation rafraîchissante composée de viandes blanches et d'herbages.

Cette observation, remarquable d'abord par l'étiologie qui nous paraît devoir être rattachée à la syphilis, puis par la préexistence pendant dix ans de troubles céphaliques et oculaires qui en fait un type remarquable de ce qu'on a décrit sous le nom d'ataxie à début céphalique, présente encore un fait bien digne d'être noté : c'est qu'alors que les eaux de Lamalou n'avaient eu qu'un succès passager, celles de Balaruc, au contraire, ont amené une amélioration considérable : elles ont amélioré l'état de la sensibilité, fait disparaître complètement les troubles oculaires, dissipé presque entièrement l'ataxie des membres supérieurs, et enfin diminué l'incoordination motrice des membres inférieurs.

OBSERVATION II.

Refroidissement. — Incoordination motrice des membres inférieurs. — Douleurs fulgurantes peu marquées. — Amélioration par les eaux de Balaruc.

Antoine B..., 53 ans, ancien boulanger, pensionnaire de l'Hôpital-Général depuis le mois de juillet 1880, est doué d'un tempérament sanguin et d'une constitution forte.

Il ne présente d'antécédents pathologiques ni héréditaires ni personnels.

Il a fait d'assez nombreux excès alcooliques et vénériens (coït répété à court intervalle, coït debout) ; mais il n'accuse pas de syphilis.

Marié à 31 ans, il a eu trois enfants, dont deux sont morts en bas âge, sans qu'il puisse expliquer la nature de l'affection à laquelle ils ont succombé.

La maladie actuelle a débuté, il y a quatre ans environ, à la suite d'un refroidissement, auquel l'exposait tout particulièrement sa profession de boulanger.

Le début s'est manifesté par une sensation particulière de froid aux deux jambes, accompagnée de quelques douleurs fulgurantes, d'ailleurs peu accentuées ; en même temps le malade avait perdu la sensation du sol, il croyait marcher sur du coton, il ressentait une faiblesse dans les membres inférieurs, qui rendait la marche très pénible et complètement impossible dans l'obscurité.

Au bout de six mois, la maladie ayant fait de nouveaux progrès, il se décide à entrer à l'Hôpital Saint-Eloi (juillet 1879). Il présentait alors tous les symptômes de l'ataxie : anesthésie plantaire, impossibilité de marcher et même de se tenir debout dans l'obscurité ou les yeux fermés, démarche spéciale, etc. De plus, il y avait du relâchement du sphincter vésical : s'il ne satisfaisait pas immédiatement au besoin de miction, il lui arrivait de perdre ses urines.

On l'envoie, au 15 août, faire une saison à *Balaruc*, où il reste vingt-sept jours et fait un traitement complet par les bains, les douches et l'eau en boisson. Il en revient amélioré.

Il fait deux nouvelles saisons à Balaruc, en 1880, qui produisent encore une grande amélioration : l'anesthésie plantaire disparaît, l'incoordination motrice elle-même est moins prononcée, si bien que le malade peut marcher sans canne.

Enfin, à une nouvelle saison, au mois de mai 1881, l'amélioration se prononce de plus en plus, au point que le malade se croit guéri.

Etat actuel :

Motilité. — Le malade n'accuse qu'un sentiment de faiblesse dans les jambes ; l'incoordination motrice est peu prononcée ; il marche bien sans canne ; il peut marcher même les yeux fermés et dans l'obscurité, mais alors l'ataxie s'accentue et la marche est irrégulière.

Sensibilité générale. — *Il n'y a pas de douleurs fulgurantes proprement dites* ; à peine ressent-il de temps en temps quelques douleurs peu vives qui s'irradient dans les membres inférieurs.

L'anesthésie plantaire a disparu ; seulement, il existe à ce niveau un retard dans la perception des sensations de deux à trois secondes ; aux jambes, la sensibilité est conservée aussi, mais un peu obtuse, particulièrement du côté gauche.

Le réflexe tendineux du genou est aboli.

Sensibilité spéciale. — Myosis de l'œil gauche ; pourtant la vue est normale des deux côtés.

Rien du côté des autres sens.

Le malade a remarqué depuis quelque temps que les jambes s'enflaient à la fin de la journée ; cependant, l'examen du cœur n'a révélé aucune lésion appréciable.

Il n'y a pas de troubles dans les fonctions urinaires ; les fonctions génitales elles-mêmes, qui avaient subi un affaiblissement notable, semblent renaître.

Dans l'observation qu'on vient de lire, bien que le malade qui en fait le sujet ait commis antérieurement des excès vénériens et alcooliques, la cause de sa maladie nous paraît devoir être rapportée plutôt (comme il l'accuse du reste lui-même) à un refroidissement, auquel l'exposait son métier de boulanger. Ce cas est remarquable par l'amélioration rapide produite par les eaux de Balaruc : les troubles de sensibilité disparaissent d'abord, l'incoordination motrice elle-même subit une atténuation notable à la suite des deux dernières saisons ; enfin le sens génital, qui était affaibli, semble reprendre une nouvelle vigueur.

Ainsi donc, dans les deux observations précédentes, les eaux de Balaruc ont produit une amélioration qui ne saurait être mise en doute.

Si nous comparons entre eux ces deux cas, nous remarquons que nous avons eu affaire à deux sujets sanguins, vigoureux, ne présentant pas de surexcitation exagérée du système nerveux, malgré des excès nombreux. Chez l'un, la maladie doit être rapportée à la syphilis ; chez l'autre, à un refroidissement. Mais ce qui les rapproche, c'est chez chacun d'eux l'*absence* (Obs. I) *ou le peu d'intensité* (Obs. II) *des douleurs fulgurantes.* C'est en effet là que nous croyons trouver la raison des bons effets donnés par Balaruc, eaux excitantes au premier chef, et par leur riche minéralisation, et par leur haute température.

On peut donc, de ces deux cas, conclure que : *l'absence ou le peu d'intensité des douleurs fulgurantes constitue une indication des eaux de Balaruc dans le traitement de l'ataxie locomotrice.*

Certainement il y aurait à tenir compte de bien d'autres éléments pour établir d'une façon précise et complète l'indication des eaux de Balaruc dans le traitement de l'ataxie locomotrice : tels sont les causes de la maladie, ses périodes, les moyens balnéothérapiques employés, etc.

Mais n'ayant en vue qu'un point particulier du problème, nous n'avons pas à entrer dans l'étude de chacun de ces éléments d'indication. Nous dirons seulement un mot sur l'emploi des divers moyens balnéothérapiques, par rapport aux périodes de la maladie. La première période de l'ataxie est, on le sait, caractérisée par des phénomènes d'abord de congestion, puis d'inflammation du côté des cordons postérieurs de la moelle ; or, à cette période, beaucoup de médecins hésitent à envoyer leurs malades à des eaux excitantes comme celles de Balaruc. Nous croyons pourtant qu'elles peuvent alors avoir une utilité réelle, à la condition de les employer avec précaution ; ainsi, l'emploi de l'eau en boisson, conseillé par M. Fonssagrives, et celui des bains de jambes chauds produisent sur le tube digestif et les membres inférieurs une révulsion qui ne peut qu'avoir un effet utile sur la congestion médullaire. Au contraire, à une période plus avancée, lorsqu'à l'inflammation a succédé la sclérose de la moelle, les bains chauds généraux et les douches chaudes sur la colonne nous paraissent devoir rendre des services, non-seulement par la révulsion énergique que ces moyens produisent à la peau, mais aussi en ramenant dans le tissu sclérosé de la moelle un certain état inflammatoire qui peut en favoriser la résolution tout au moins partielle. Enfin, ces eaux ont, grâce à leur principe minéralisateur, le chlorure de sodium, qu'elles contiennent en si grande quantité, une action tonique reconstituante sur tout l'organisme qui n'est pas à dédaigner dans le traitement de sujets affaiblis par une maladie chronique.

Nous allons rapporter maintenant un cas dans lequel les eaux de Balaruc ont produit plutôt une aggravation de la maladie .

OBSERVATION III.

Excès vénériens. — Incoordination motrice des quatre membres. — Douleurs fulgurantes. — Troubles oculaires. — Insuccès des eaux de Balaruc .

M..., 50 ans, ancien cordonnier, est pensionnaire de l'Hôpital-Général depuis quatre ans environ.

C'est un homme d'un tempérament lymphatique nerveux, ayant présenté des manifestations scrofuleuses dans son enfance.

Jeune encore, il a commis de nombreux excès vénériens (d'onanisme d'abord, plus tard de coït).

Nombreuses blennorrhagies (7 à 8), la première à 20 ans, la dernière à 35 ans. Pas de syphilis. Excès alcooliques habituels.

Du côté de l'hérédité, nous trouvons que sa mère est morte hémiplégique à 70 ans.

Le début de la maladie actuelle s'est opéré, il y a environ neuf ans, par l'apparition de douleurs fulgurantes d'abord dans les membres supérieurs, puis dans les membres inférieurs.

Quant à l'incoordination motrice, ce n'est que plus tard et progressivement qu'elle a envahi les membres inférieurs et ensuite les supérieurs.

Etat actuel :

Motilité. — Il existe une ataxie manifeste des mouvements dans les membres supérieurs: si on lui commande de porter une cuiller à la bouche et qu'en même temps on lui fasse fermer les yeux, il tâtonne avant de parvenir au but et va souvent heurter les parties environnantes.

Même incoordination du côté des membres inférieurs : quand il marche, il écarte les jambes afin d'élargir sa base de sustentation et les projette follement en dehors. Si on lui fait fermer les yeux, il ne peut même se tenir debout ; il oscille aussitôt, et tomberait infailliblement si on ne le soutenait : aussi la marche lui est-elle absolument impossible dans l'obscurité.

Sensibilité générale. — La sensibilité est notablement diminuée aux avant-bras, principalement sur le bord cubital, ainsi qu'aux jambes ; à la région plantaire, elle est abolie des deux côtés, la sensation du sol fait complètement défaut.

Le réflexe tendineux du genou est aboli.

Il existe des *crises fréquentes de douleurs térébrantes* dans les quatre membres (le malade les compare à un fer rouge qu'on lui enfoncerait dans les chairs) ; ces douleurs s'irradient dans le tronc et présentent leur maximum au niveau du creux épigastrique. Ces crises douloureuses entravent le sommeil du malade, et, quand elles ont pris fin, elles sont remplacées par des démangeaisons insupportables siégeant dans les mêmes parties,

Sensibilité spéciale.—Mydriase de l'œil gauche, pas de diplopie. Défaut de netteté dans la vision des deux yeux : il voit les objets entourés d'un nuage.

Il existe aussi une diminution bilatérale de l'ouïe.

Rien à noter du côté des autres sens.

Nutrition. — Atrophie des muscles des deux mains (thénar, hypothénar, interosseux), ainsi que des muscles antérieurs de l'avant-bras (fléchisseurs), d'où résulte une prédominance marquée des extenseurs.

Il existe un état athéromateux assez prononcé des artères, mais pas de lésion cardiaque.

Pas de troubles de la défécation ni de la miction.

Du côté de l'appareil génital, il existe encore des désirs, mais les organes sont impuissants à les satisfaire.

L'intelligence est assez nette ; mais le caractère est aigri par la répétition des crises douloureuses,

En fait de traitement, on a employé sans succès la médication habituelle (nitrate d'argent, iodure de potassium, etc.).

Deux saisons à *Balaruc,* en mai 1880 et 1881, n'ont pas donné de meilleurs résultats. Même, depuis la dernière saison, le malade est plus fatigué : les douleurs sont devenues continues et présentent surtout la nuit des exacerbations très-pénibles ; l'anesthésie a fait des progrès, elle est devenue complète aux avant-bras et aux mains, ainsi qu'aux jambes, de sorte qu'il ne peut tenir les objets dans ses mains et que la marche est devenue très-pénible, sinon impossible.

Il s'agit ici d'un homme à système nerveux très-impressionnable, soit héréditairement, soit par suite des excès auxquels il s'est livré ; sa maladie, en effet, ne nous parait devoir être attribuée qu'aux nombreux excès vénériens auxquels il s'est adonné dès sa première jeunesse. Nous avons vu que, outre une incoordination motrice très marquée des quatre membres, il présente, de plus, des crises fréquentes de douleurs fulgurantes à type térébrant. Les eaux de Balaruc, loin de produire les heureux résultats, que nous avons notés dans nos deux premières observations, ont, dans ce cas, produit plutôt une aggravation de la maladie : depuis la dernière saison, en effet, l'anesthésie s'est étendue, les douleurs fulgurantes sont devenues plus fréquentes et plus pénibles, l'incoordination motrice elle-même a fait des progrès, de sorte que le malade est obligé de garder presque constamment le lit.

On le voit, d'après cette observation, *les eaux de Balaruc seraient contre-indiquées dans les cas d'ataxie qui s'accompagnent de douleurs fulgurantes très vives.*

Pourtant M. le Dr Planche, dont la compétence en pareille matière ne saurait être mise en doute, m'a assuré avoir obtenu de bons résultats de l'emploi des eaux de Balaruc dans des cas où les douleurs fulgurantes existaient à un degré prononcé. Dans son ouvrage, il cite une observation (Observation XIV) dans laquelle une seule saison procura une amélioration, portant surtout sur les phénomènes douloureux.

Mais deux Maîtres en hydrologie médicale, MM. Durand-Fardel et Le Bret, nous disent à propos de la paraplégie [1] (et à l'époque où ils écrivaient, le mémoire de Duchenne était trop récent pour qu'on distinguât l'ataxie de la paraplégie

---

[1] *Dictionnaire des eaux minérales.* Paris, 1860, tom. II, pag. 495.

vulgaire) : « Si elle s'accompagne d'abolition de sensibilité, les sources minérales fortes et d'une chaleur élevée leur conviennent ; au contraire, *quand les phénomènes d'hyperesthésie démontrent que l'action excito-motrice des nerfs sensitifs n'est pas abolie et tend plutôt à s'exagérer sous des influences morbides, il faut choisir de préférence les eaux faibles.* »

Enfin, M. Planche lui-même, au sujet du traitement de l'ataxie, ne conseille Balaruc qu'avec prudence, lorsqu'il existe des phénomènes douloureux intenses[1]. « Si la maladie apparait chez un individu irritable, à tempérament nerveux, chez qui les douleurs sont très-vives, il faudra être très prudent et employer l'eau de Balaruc sous la forme la plus douce, et même abaisser sa température pour la rendre moins excitante. »

Et un peu plus loin[2], au chapitre des contre-indications, le même auteur considère comme une contre-indication formelle des eaux de Balaruc l'existence d'un *tempérament nerveux exagéré*. Mais n'est-ce pas précisément chez les sujets doués de ce tempérament que nous trouvons ces formes douloureuses de l'ataxie, caractérisées par des crises de douleurs fulgurantes d'une pénible intensité, revenant par accès et se prolongeant quelquefois plusieurs jours, pendant lesquels elles ne laissent au malheureux patient ni trève, ni repos ?

CONCLUSIONS. — Aussi croyons-nous pouvoir, des observations que nous venons de présenter, tirer légitimement les conclusions suivantes :

1° Les eaux de Balaruc sont indiquées dans le traitement de l'ataxie locomotrice, lorsque les phénomènes douloureux sont nuls ou peu intenses ;

2° Elles sont contre-indiquées, au contraire, lorsque les phénomènes douloureux ont pris une grande intensité, comme cela se produit surtout chez les sujets à tempérament nerveux exagéré.

[1] *Loc. cit.* pag. 104.
[2] *Ibid.* pag. 146.

Extrait de la Gazette hebdomadaire des Sciences Médicales.

(Janvier 1882.)

Montpellier. — Typogr. Boehm et Fils.

www.ingramcontent.com/pod-product-compliance
Lightning Source LLC
LaVergne TN
LVHW010815180726
843502LV00009B/3345